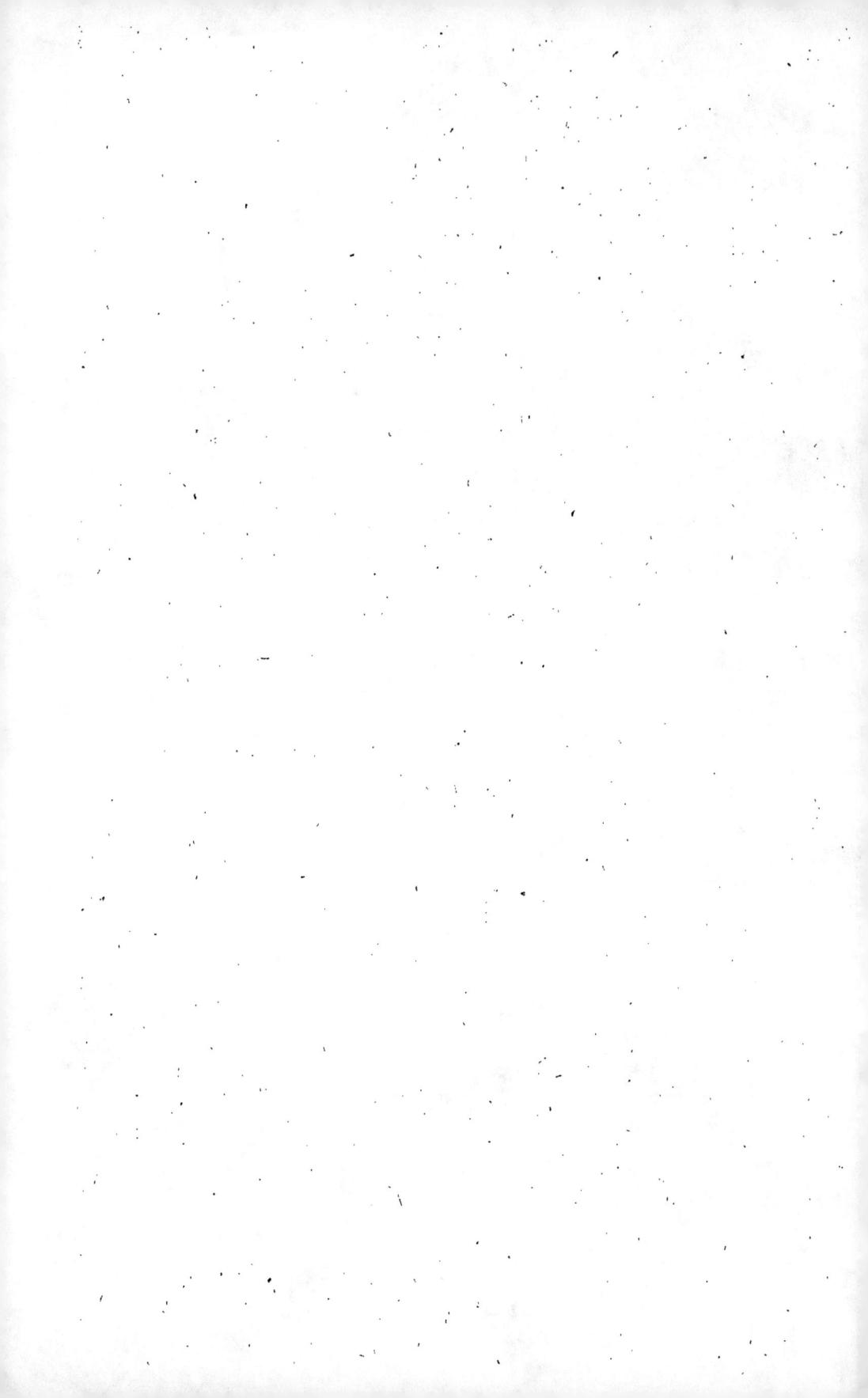

118
d 20

DOSAGE DU SUCRE

DANS

L'URINE DES DIABÉTIQUES

au moyen

DU SACCHARIMÈTRE DE M. SOLEIL,

PAR

M. Henri Lespiau, D. M. P.,

Médecin Aide-major dans l'armée, ex-préparateur de chimie au
Val-de-Grâce.

Travail présenté à l'Institut (Académie des sciences),
dans la séance du 6 mars 1848.

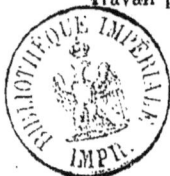

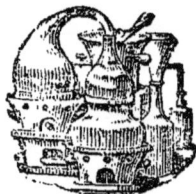

AVIGNON,
IMPRIMERIE DE JACQUET, RUE SAINT-MARC, 22.

1853.

DOSAGE DU SUCRE

DANS

LES URINES DES DIABÉTIQUES

PAR LE

Saccharimètre de M. Soleil.

—————◆◖◗◆—————

M. Clerget s'est servi du saccharimètre de M. Soleil pour doser le sucre de canne, le sucre de raisin et la quantité relative de ces deux espèces de sucre qui pourraient se trouver ensemble dans une liqueur.

On admet généralement que le sucre des diabétiques a une composition chimique identique à celle du sucre de raisin. Il était donc naturel de se demander si le saccharimètre de M. Soleil, pourrait servir à reconnaitre la présence du sucre dans l'urine des diabétiques, et s'il ne serait pas possible de doser ce sucre en se servant de tables analogues à celles de M. Clerget.

Cette application n'ayant pas été faite, à ma connaissance, et une occasion de vérifier cette proposition s'étant présentée au Val-de-Grâce, je l'ai saisie avec empressement.

Avant de me servir du saccharimètre de M. Soleil pour le dosage du sucre de diabètes, j'ai voulu savoir si l'urine normale ne contient pas quelque substance qui dévie les rayons polarisés.

Plusieurs expériences ont résolu cette question négativement. Ainsi, au point de vue de cet appareil, l'urine des diabétiques peut être considérée comme une simple solution de glucose.

La lumière, en pénétrant dans le saccharimètre de M. Soleil, forme une double image avec deux disques séparés par une ligne médiane et dont les deux moitiés ont une même coloration.

En plaçant l'urine des diabétiques dans un tube, comme l'a fait M. Clerget pour les liquides sucrés, l'image n'est plus uniforme.

On sait comment on rétablit l'identité de coloration des deux moitiés de l'image.

Encouragé par les résultats que ces expériences m'ont fournis, j'ai fait des recherches comparatives entre le procédé de M. Barreswil et le saccharimètre de M. Soleil, en m'aidant pour ce dernier appareil de tables analogues à celles de M. Clerget.

J'ai fait dissoudre deux grammes, deux cent soixante-quinze centigrammes de sucre de diabétique dans deux cent cinquante grammes d'eau distillée.

Une partie de cette liqueur a été observée avec l'appareil de M. Soleil et j'ai retrouvé exactement la quantité de sucre que j'avais ajoutée à l'eau.

Par le procédé de M. Barreswil, je suis arrivé à peu près aux mêmes résultats.

Dans cette expérience, j'ai agi sur une liqueur exempte de matière organique et à l'abri de toute cause d'erreur pour le procédé de M. Barreswil; mais en est-il de même lorsqu'on agit sur de l'urine? Non.

Le procédé de M. Barreswil ne permet pas de doser la quantité de sucre qui existe dans l'urine des diabétiques, si on ne débarrasse pas l'urine des matières organiques qu'elle contient. En effet, j'ai expérimenté sur de l'urine normale et elle a produit dans la liqueur d'épreuve du procédé de M. Barreswil, une couleur jaune brunâtre avec un dépôt rouge de protoxide de cuivre sur les bords de la capsule, ce qui aurait pu faire croire à la présence du sucre.

J'ai dit plus haut que cet inconvénient n'existe pas dans le saccharimètre de M. Soleil.

L'urine des diabétiques est ordinairement incolore et transparente; aussi peut-elle presque toujours être examinée au saccharimètre sans préparation préalable. Cependant l'urine du matin a souvent une couleur foncée: dans ce cas, j'ai clarifié l'urine au moyen du charbon animal, procédé qui peut être suivi sans inconvénient. En effet, de l'urine transparente examinée avant la filtration, donne les mêmes résultats après l'avoir fait passer à travers le charbon animal.

Ces expériences me semblent concluantes. Non seulement le saccharimètre de M. Soleil peut servir à doser le sucre dans l'urine des diabétiques, mais encore il est sans contredit préférable au procédé de M. Barreswil.

Ces résultats obtenus, j'ai fait sur l'urine d'un diabétique qui se trouve encore au Val-de-Grâce, les expériences pendant douze jours.

J'ai fait plusieurs expériences par jour, à sept eures du matin, à onze heures du matin et à cinq eures du soir.

Avant le dosage du sucre, j'avais le soin de prendre la densité de l'urine.

J'agissais à la température de 12 degrés centigrades.

Le tableau suivant indique le résultat de ces diverses opérations.

7 heures du matin.		11 heures du matin.		5 heures du soir.	
Densité de L'URINE.	Numéro du saccharimètre.	Densité de L'URINE.	Numéro du saccharimètre.	Densité de L'URINE.	Numéro du saccharimètre.
1,028	34	1,023	52	1,023	33
1,034	31	1,038	34	1,028	32
1,038	38	1,024	37	1,024	39
1,034	23	1,030	21	1,030	33
1,032	20	1,028	17	1,028	28
1,026	34	1,020	25	1,032	34
1,034	28	1,028	21	1,026	27
1,034	32	1,036	26	1,028	25
1,034	12	1,020	10	1,021	13
1,030	8	1,025	7	1,017	21
1,028	19	1,025	16	1,019	28
1,019	17	1,026	16	1,028	17

L'examen de ce tableau démontre :

1° que le maximun de densité de l'urine a été de 1,038 et le minimum de 1,017.

2° que la densité de l'urine n'est pas en rapport avec la quantité de sucre qu'elle contient.

3° qu'à sept heures du matin, l'urine contient plus de sucre qu'à onze heures du matin et à onze heures du matin moins qu'à cinq heures du soir.

Les heures choisies pour les expériences n'ont pas été prises au hasard.

A sept heures du matin j'agissais sur les urines du sang.

A onze heures l'expérience était faite sur l'urine des boissons.

Le malade faisant son repas du matin à onze heures et demie, à cinq heures j'agissais sur les urines de la digestion du repas de onze heures et demie.

Guidé dans mes expériences par M. le professeur Poggiale, je lui en témoigne toute ma reconnaissance.

ACCIDENTS

PRODUITS PAR LA

PIQURE D'UNE ARAIGNÉE.

❈ ❈ ❈

OBSERVATION

Recueillie

A Bône (Afrique) dans le mois de décembre 1850,

Par M. Henri LESPIAU, D. M. P. ,

Médecin aide-major dans l'armée,
Membre correspondant de la Société de Médecine et de Chirurgie-
pratiques de Montpellier.

Travail présenté à la Société de Médecine et de Chirurgie
pratiques de Montpellier le 12 janvier 1855.

Les symptômes d'une maladie présentent des différences au médecin suivant les climats dans lesquels on se trouve.

Les maladies observées en Afrique comparées aux mêmes maladies observées en France, nous

offrent continuellement des exemples qui viennent
à l'appui de cette proposition.

J'ai observé à Bône (Afrique) des symptômes
graves produits par la piqûre d'une araignée, tandis
que cet insecte est presque inoffensif dans nos
climats tempérés.

(*C...*, *caporal au 43ᵉ de ligne, entré à l'hôpital de Bône le 9 décembre 1850 ; sorti le 20
du même mois après onze jours de présence à
l'hôpital. — Piqûre d'araignée. — Guérison.*)

Dans notre garde du 8 au 9 décembre à l'hôpital militaire de Bône, nous reçûmes à minuit
et demi le sieur C... qui y fut apporté sur un
brancard.

On nous dit que cet homme venait d'être piqué
par une araignée, et nous le fîmes transporter
dans les salles des blessés où nous nous ren-
dîmes aussitôt.

A notre arrivée auprès du malade, salle 5 n°
19, nous le vîmes se débattre dans son lit où il
ne pouvait rester tranquille dans aucune position.
Ce militaire avait les apparences du tempérament
sanguin, une constitution forte.

Les soldats qui l'avaient transporté nous dirent
qu'il avait été piqué au cou, et nous trouvâmes
au côté gauche de cette région, au-dessous de l'o-
reille, une tumeur noirâtre, de la grosseur et de la

forme d'un œuf d'oie, se dirigeant de l'angle de la machoire vers la nuque. Le malade se plaignait d'une douleur cuisante dans cette partie, mais il présentait d'autres symptômes qui attirèrent particulièrement notre attention, c'était :

Une oppression très forte de la poitrine, une gêne extrême de la respiration, des envies de vomir, des fourmillements à la région lombaire, et des convulsions cloniques dans les membres supérieurs et inférieurs. Le pouls était petit, fréquent, la surface du corps était froide. C... semble étranger à ce qui l'environne ; il cherche à sortir de son lit ; il faut l'interpeller vivement pour qu'il réponde aux questions qu'on lui adresse.

Traitement : trois ventouses scarifiées sur la tumeur, des lotions ammoniacales sur les scarifications ; deux potions gommeuses avec acétate d'ammoniaque quatre grammes,

A une heure du matin, C... recouvre ses facultés intellectuelles, mais il a encore beaucoup d'oppression à la poitrine, des envies de vomir et de 'agitation dans les membres.

Nous administrons vingt gouttes d'ammoniaque liquide dans cent grammes de potion gommeuse, à prendre en trois fois à dix minutes d'intervalle.

A une heure du matin, la dyspnée a disparu, les nausées ont cessé et le malade est tranquille dans son lit. Il accuse quelques fourmillements dans les membres inférieurs et des douleurs à la région épigastrique. La tumeur du cou a presque disparu.

Pansement simple du vésicatoire produit au cou par les lotions ammoniacales.

Le malade a des sueurs abondantes pendant la nuit, il est obligé de changer six fois de chemise et ce vêtement est chaque fois mouillé comme si on l'avait trempé dans l'eau.

Le 9, à la visite du matin, peau chaude, halitueuse, pouls développé, douleur à la région épigastrique qui présente une tuméfaction rénittente, fourmillements dans les membres inférieurs.

(Diète, deux pots d'eau gommeuse, une potion gommeuse, un demi lavement émollient, large lavement émollient sur l'abdomen.)

Le 10, sueurs abondantes, le malade a mouillé cinq chemises; il n'est pas allé à la selle, il n'a pas uriné. Persistance de la douleur épigastrique, tension des muscles de l'abdomen.

(Diète, eau gommeuse deux litres, deux demi lavements huileux à prendre l'un à neuf heures du matin, l'autre à trois heures du soir.)

Le 10, à onze heures du matin, selle consistante, noirâtre; excrétion d'un demi litre d'urine qui dépose un sédiment rougeâtre.

Le 11 au matin, la tension de l'abdomen a disparu, la peau est douce, chaude, halitueuse; les sueurs ont cessé.

Soupe maigre matin et soir, limonade gommeuse.

Le 12, appétit très-fort; le malade reçoit le
quart de portion. La plaie produite au cou par les
lotions ammoniacales est pansée avec du coton
cardé.

Le 14, le malade mange la demi portion.

Le 16, trois quarts de portion.

Sortie le 20. Notre caporal est parfaitement
rétabli et va reprendre son service.

Commémoratif.

C... n'avait jamais endendu parler d'accidents
produits par la piqûre des araignées. Cet insecte
ne lui fait point horreur et il nous dit qu'un des
amusements du soldat au bivouac, consiste à faire
sortir les araignées de leur terrier en y enfonçant
une baguette. C... était couché depuis une
demi-heure, lorsque se sentant piqué au cou, il y
porta vivement la main et écrasa un corps gluant.
Il trouva une grosseur à la région qui avait été
piquée et se leva pour faire examiner son cou par
ses camarades de chambrée. La chandelle était à
peine allumée que C... éprouva une douleur très
forte à la région lombaire, ses membres inférieurs
fléchirent aussitôt et il tomba en faiblesse.

Les soldats qui ont transporté ce malade nous
ont dit qu'au moment où il leur fit examiner sa
blessure, la tumeur du cou ne présentait que la

grosseur d'un œuf de pigeon et qu'elle a augmenté
sensiblement jusqu'au moment où ils sont venus
à l'hôpital où nous avons constaté une tumeur de
la grosseur d'un œuf d'oie. Curieux de connaître
la cause de ce phénomène, ces hommes la recher-
chèrent naturellement dans le lit de leur ami et y
trouvèrent une araignée écrasée. Ils nous ont dit
que cet insecte était noir et de la grosseur du pouce.

Mon ami le docteur Arondel m'a communiqué
l'observation d'un cas analogue à celui que je viens
de rapporter. Il a pu voir lui-même l'araignée et a
constaté que c'était une tarentule.

M. Arondel était chirurgien d'ambulance dans
une expédition que l'on fit en juillet 1846 aux
environs de Tebessa. Le thermomètre marquait
à midi cinquante degrés centigrades à l'ombre. On
vint l'appeler vers dix heures du soir pour M.
N... capitaine de la légion étrangère. Cet officier
qui est chauve était couché au bivouac depuis
quelque temps lorsqu'il se sentit piqué à la tête.
Il y porta vivement la main et écrasa sous ses
doigts une tarentule. Une incision cruciale fut
pratiquée immédiatement sur une petite tumeur
qui s'était formée autour de la piqûre. On fit des
lotions ammoniacales de manière à produire une
vésication. On s'en tint à la médication externe.

M. N... fit de nouveau appeler le médecin
dans la nuit: il était très agité, ne pouvait se li-

vrer au sommeil et éprouvait des convulsions cloniques dans les membres supérieurs et inférieurs. On employa l'opium à hautes doses et le lendemain matin on fut obligé de placer cet officier sur un cacolet pour qu'il pût continuer sa route. Les accidents tétaniques ne se dissipèrent que le troisième jour.

Les médecins français se sont peu occupés des symptômes que nous venons d'exposer, et si des témoins oculaires ne nous avaient pas affirmé que les deux malades dont nous venons de rapporter l'observation avaient été piqués par des araignées, nous aurions cru avoir à faire à une intoxication produite par le venin de la vipère, guidés en cela par la description de Boyer au sujet de la morsure de ce reptile. Boyer dit :

« Les accidents que fait naître la morsure de
« la vipère sont à la fois locaux et généraux ;
« c'est presque toujours par les premiers que le
« désordre commence. Le malade éprouve à
« l'instant même dans l'endroit de la blessure
« une douleur vive, qui, comme un trait de feu,
« se répand dans tout le membre et même jus-
« qu'aux organes intérieurs. Peu à peu, l'endroit
« blessé devient rouge et se tuméfie. Quelque
« fois la tuméfaction se borne aux environs de la
« plaie ; mais le plus souvent elle s'étend plus loin
« et gagne promptement le membre qui a été

« mordu et même le tronc; mais bientôt la dou-
« leur diminue beaucoup, la tension inflamma-
« toire dégénère en un empâtement mou et œ-
« démateux; la partie devient froide, se couvre
« de grandes tâches livides et comme gangréneu-
« ses. »

« Les accidents généraux ne tardent pas non
« plus à se manifester. Le blessé éprouve des
« angoisses, des faiblesses, de la difficulté à res-
« pirer, des sueurs froides et abondantes. Le pouls
« se concentre, devient petit et inégal; l'œil se
« trouble; la raison s'égare; souvent il survient
« des vomissements, des déjections biliaires
« abondantes; une jaunisse universelle, et des
« douleurs qui se répandent autour de l'ombilic. »

On dirait que Boyer a écrit ces lignes pour
l'observation que nous avons recueillie et pour
celle qu'on nous a communiquée. Il parle de
la morsure de la vipère; et nous nous sommes occupés d'accidents produits par la piqûre d'une
araignée. La morsure de cet insecte inoffensif
dans nos climats tempérés, n'y produit pas les
accidents locaux et généraux que nous avons ob-
servés, aussi avons-nous cru devoir appeler l'attention des praticiens sur les deux observations
que nous venons de rapporter.

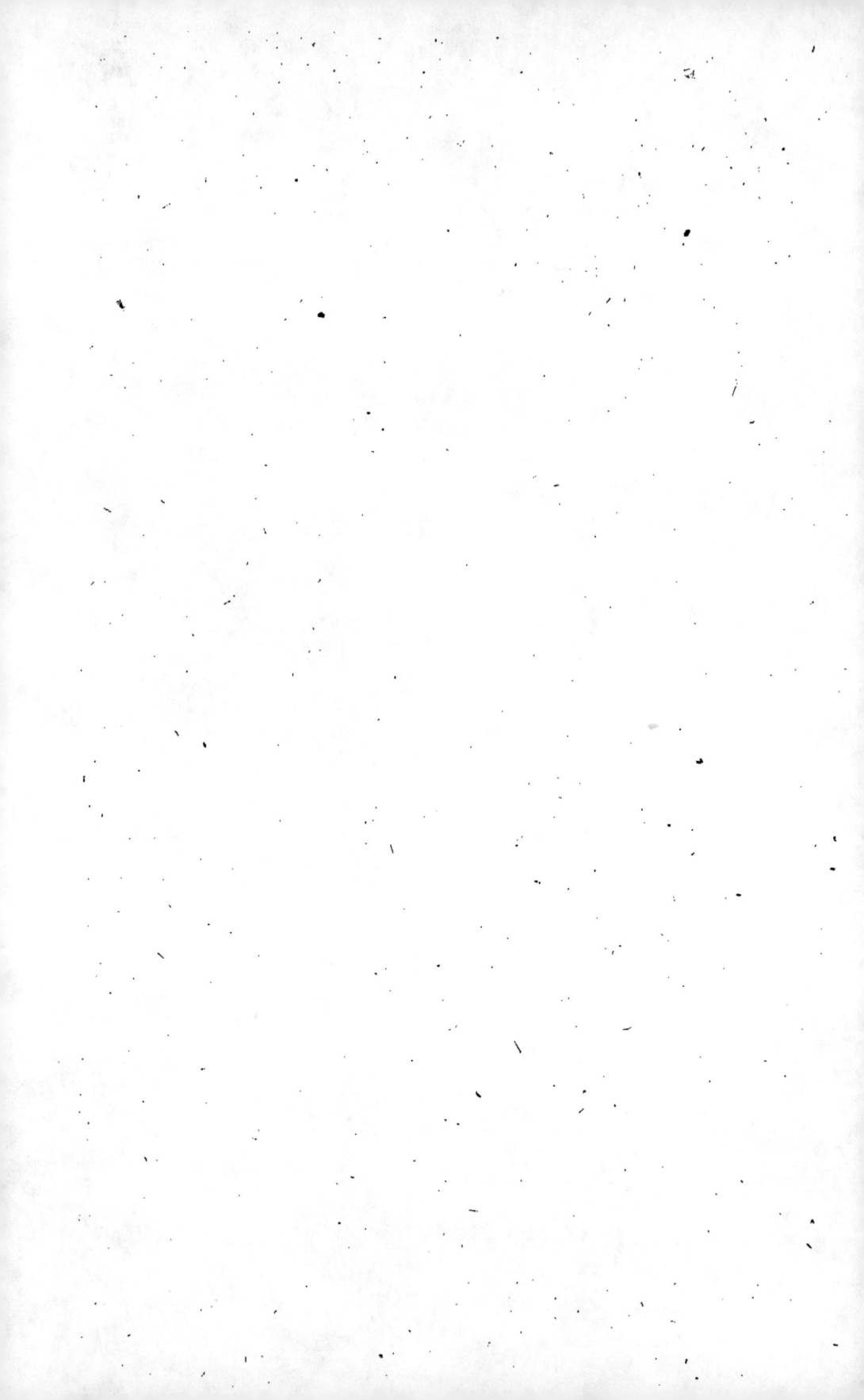

www.ingramcontent.com/pod-product-compliance
Lightning Source LLC
Chambersburg PA
CBHW050430210326
41520CB00019B/5864